Notice honorée d'une médaille d'argent par l'Académie
1892

REMARQUES

SUR

L'ACTION DES BAINS DE ROYAT

DANS QUELQUES TROUBLES ET AFFECTIONS CARDIAQUES

PAR

Le Dr LAUSSEDAT

Lauréat de l'Académie de Médecine,
Médaille de bronze de l'Assistance publique,
Ancien Secrétaire de la Société d'Hydrologie,
Membre de la Société de Dermatologie,
Médecin consultant à Royat.

PARIS
SOCIÉTÉ D'ÉDITIONS SCIENTIFIQUES
4, RUE ANTOINE-DUBOIS, 4

1893

Notice honorée d'une médaille d'argent par l'Académie
1892

REMARQUES

SUR

L'ACTION DES BAINS DE ROYAT

DANS QUELQUES TROUBLES ET AFFECTIONS CARDIAQUES

PAR

Le Dr LAUSSEDAT

Lauréat de l'Académie de Médecine,
Médaille de bronze de l'Assistance publique,
Ancien Secrétaire de la Société d'Hydrologie,
Membre de la Société de Dermatologie,
Médecin consultant à Royat.

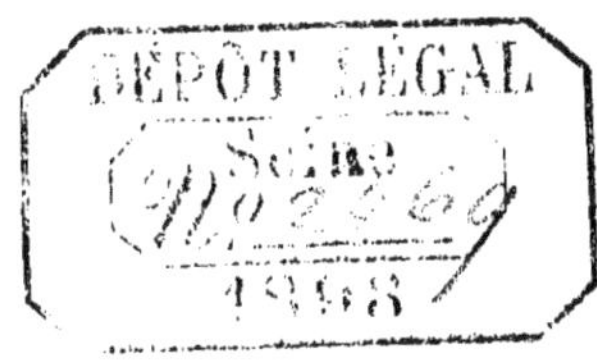

PARIS
SOCIÉTÉ D'ÉDITIONS SCIENTIFIQUES
4, RUE ANTOINE-DUBOIS, 4

1893

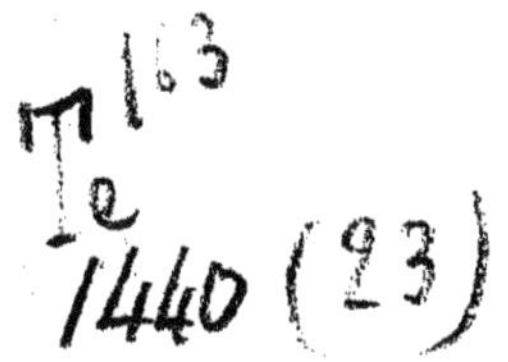

REMARQUES

SUR

L'ACTION DES BAINS DE ROYAT

DANS QUELQUES TROUBLES ET AFFECTIONS CARDIAQUES

AVANT-PROPOS

Rien n'est plus apparent, pour le médecin exerçant dans une station thermale, que les modifications rapides, apportées à la circulation centrale et périphérique qui se produisent quelques jours après le début d'une cure de bains, et persistent longtemps après la cure. Aussi a-t-on discuté à plusieurs reprises déjà la question de savoir si les cardiaques pouvaient être envoyés aux eaux minérales chaudes, pour y être soumis aux divers traitements internes et externes, qu'il s'agisse de modifier leur cœur directement ou de soigner toute autre maladie indépendante de leur maladie de cœur. Les avis sont nettement partagés; la grande majorité des médecins, par excès de prudence très justifiable, n'envoie jamais un vrai cardiaque dans une station thermale.

Il en est d'autres plus osés, avertis des bienfaits de certaines eaux dans telle ou telle forme de lésion cardiaque, qui hésitent moins et dont les malades bénéficient de cette hardiesse. Sans avoir la prétention de dire dans cette étude, tout ce que l'on peut faire et tout ce que l'on ne doit pas faire pour les malades atteints de lésions cardiaques ou vasculaires, je vais essayer de montrer dans quel cas on peut agir et dans quelle mesure on doit agir. — Pour ce faire je diviserai les cardiaques en deux groupes :

Les faux cardiaques;
Les vrais cardiaques.

Dans le premier groupe, je démontrerai, avec preuves à l'appui, que l'intervention bien faite entraîne presque toujours la guérison.

Dans le second, je ferai une élimination sévère des cardiaques graves, définitifs, chez lequels il faut bien se garder d'agir.

Je montrerai ensuite dans quel cas il est légitime d'espérer une amélioration sérieuse, sinon une guérison chez les sujets jeunes résistants, dont les lésions ne sont pas trop avancées et dont la peau, les reins et le foie fonctionnent assez bien pour qu'en agissant sur ces organes on puisse arriver à une réelle modification de la lésion cardiaque.

Je m'en tiendrai dans cette étude aux observations que j'ai prises aux eaux de Royat, n'ayant pas la prétention d'écrire un traité clinique des maladies du cœur aux eaux minérales et j'espère en dire assez pour éclairer la route, en ce qui concerne sur ce point spécial, les eaux alcalines d'Auvergne.

I

De l'excitation cardiaque par les bains minéraux à 35 degrés

Sur les sujets dont le système nerveux est à peu près normal, l'effet le plus commun produit par le bain consiste en une égalité plus parfaite de la systole, un peu de ralentissement du pouls par suite de la dérivation du sang dans tout le système capillaire de la périphérie et une véritable eurythmie de la physiologie de la circulation. — Cependant, certains tempéraments excitables sont pris d'oppression, de suffocation dans le bain d'eau simple, à tel point qu'ils sont obligés d'en sortir et nous en avons tous rencontrés qui présentaient des menaces de syncope et des accidents assez sérieux, capables de durer plus de vingt-quatre heures.

Quand on donne un bain minéral tonique, surtout un bain chargé d'acide carbonique se renouvelant, comme dans les bains de Royat, de Chatel-Guyon et des eaux alcalines chaudes et à la fois gazeuses, l'excitation du muscle cardiaque produite plus ou moins rapidement par l'intermédiaire de la surface cutanée est plus rapide que dans le bain d'eau simple. Cette excitation cardiaque varie suivant les stations. Qu'il s'agisse d'une question de composition chimique, de minéralisation ou même d'électricité, je l'ignore, mais assurément, les bains de Néris, de Royat, de Bourbon-l'Archambault, d'Aix, etc., pris à la même température et de la même durée, dans des conditions identiques, ne donnent pas chez le même individu la même oppression retro-sternale, la même petite angoisse précordiale, la même gêne respiratoire — les uns la donnent à certains malades, d'autres ne la leur donnent pas, et si la même personne ressent une oppression dans chacun de ces bains, elle la ressent avancée ou retardée, poignante ou à peine sensible, suivant les endroits où elle se baigne.

Cette sorte d'excitation cède aussi tantôt au quatrième ou cinquième bain, tantôt au dixième, etc.; il serait assurément curieux et intéressant de faire le tour de quelques stations thermales avec le même sujet et de prendre avec soin son tracé sphygmographique.

On suivrait ainsi les variations d'excitabilité du muscle cardiaque par les premiers bains, en se mettant partout dans les mêmes conditions ; le pèlerinage vaudrait peut-être la peine d'être fait.

Mais en attendant que nous soyons plus éclairés sur ces nuances, le médecin doit se conduire, à peu de chose près, de la même manière quand il a de l'eau chaude à manier et une excitation à produire.

II

Action des bains de Royat sur les faux cardiaques.

ANÉMIE ET CHLOROSE

Royat réclame les anémiques et les chlorotiques qui trouvent une amélioration rapide et très souvent la guérison, dans le bain de César prudemment administré.

Ces malades et, en particulier, les jeunes filles ou les jeunes femmes qui présentent, parallèlement à leur anémie des irrégularités de la menstruation, ont des troubles cardiaques assez fréquents.

J'ai constaté, très souvent, les souffles anémiques et anémo-spasmodiques de la base au premier temps, depuis le souffle doux le plus faible jusqu'au souffle carotidien double le plus intense, et, huit fois sur dix, j'avais le plaisir de constater l'atténuation rapide de ces bruits, et peu à peu leur disparition complète, en même temps que les forces et les couleurs revenaient.

Plus les anémiques sont jeunes et plus vite leurs souffles disparaissent sous l'influence du traitement externe combiné avec le traitement interne.

Il m'est arrivé de constater, après trois bains seulement, des modifications complètes dans les contractions du cœur ; et je trouvais une systole énergique, égale, à la place d'une systole irrégulière et à peine dessinée témoignant de l'atonie complète de l'organe.

Quelquefois, en huit jours, les souffles anémiques les plus marqués avaient disparu.

Je dirais presque que le bain de César guérit tous les souffles d'anémie au-dessous de trente ans quand ils ne sont pas liés à un état neurasthénique dont la cause ne peut être atteinte (chagrins, habitudes mauvaises, surmenage).

DYSPEPSIES

Après les anémiques, les malades chez lesquels j'ai rencontré le plus de troubles fonctionnels du cœur sont assurément les dyspeptiques et les goutteux.

On sait, en effet, combien sont fréquentes les dilatations du cœur droit chez les dyspeptiques, chez les dilatés de l'estomac ou les gastrectasiques.

Chez ces malades, il est bien difficile de dire où s'arrêtent les troubles fonctionnels et où commence la lésion définitive ; c'est habituellement une question d'ancienneté de l'état dyspeptique et de résistance cardiaque.

Sur quatre vingt dilatés, j'ai constaté quinze hypertrophies cardiaques, avec dilatation des cavités, sur lesquelles je n'ai eu aucune action, tant en raison de l'intolérance gastrique et de l'impossibilité d'agir sur l'estomac, que parce que les lésions cardiaques étaient trop anciennes pour être modifiées.

Chez trente-deux dilatés de tout âge et de tout sexe,

dont la dilatation ne remontait pas à plus de trois années, j'ai vu disparaître, à la fin du traitement, l'un des phénomènes les plus fréquents, l'arythmie, en même temps que la distension auriculo-ventriculaire droite s'atténuait sensiblement, surtout chez les malades qui digéraient bien l'eau de la grande source et chez lesquels je pouvais obtenir une décongestion notable du foie.

Enfin chez trente-trois dilatés de l'estomac, de date récente, un an environ, je n'ai rien trouvé d'anormal du côté du cœur ; il est vrai qu'il s'agissait plutôt de distension intermittente de l'estomac chez des neurasthéniques, sans augmentation du volume du foie.

GOUTTE

J'ai presque toujours trouvé de l'arythmie chez les goutteux dyspeptiques dont la première attaque de goutte remontait à cinq ans ; je parle de la goutte subaiguë qui n'immobilise pas le malade, car c'est surtout la goutte erratique que nous voyons à Royat.

L'arythmie légère des goutteux guérit très vite par le simple bain si le malade digère bien l'eau de Saint-Mart ou d'Eugénie. S'il ne digère pas l'eau de Royat, le goutteux est alors justiciable de Vichy, de Vittel ou de Contrexéville. Cependant, la seule pratique balnéaire donne le plus souvent les meilleurs résultats dans ce cas-là.

Je ne baigne que très rarement les goutteux au delà de 50 ans, comme le conseillait Martineau ; mais je puis, cependant, citer l'exemple d'une vieille demoiselle anglaise de 72 ans qui présentait toutes les formes que peut affecter cette diathèse quand elle a mis quarante ans à évoluer (déformations des petites articulations, vieille dyspepsie, hémorrhagies rétiniennes, myocardite avec arythmie permanente, athérôme généralisé), et qui a pris, malgré moi, vingt-cinq bains de Royat consécutifs, trois années de suite, s'en trouvant très bien chaque fois : l'arythmie disparaissait pour deux ou trois mois.

— D'après ce que je viens de dire de la disparition des souffles anémiques, du rétablissement de l'équilibre du cœur droit chez les dilatés de l'estomac et de la disparition de l'arythmie des dyspeptiques et des goutteux par les bains toniques, l'action de ces bains sur le système nerveux cardiaque ne me paraît pas douteuse, les bains simples ne donnant pas les mêmes résultats — et certainement le cœur, comme le dit M. Constantin Paul, ne subit pas seulement l'influence de la thermalité.

III

Action des bains de Royat sur les cardiaques.

ENDO-PÉRICARDITE RHUMATISMALE

Lésions mitrales. — Au premier rang des lésions cardiaques pouvant bénéficier d'une cure thermale, je placerai l'endo-péricardite rhumatismale.

Parmi les rhumatisants que j'ai reçus à Royat, j'ai cherché et trouvé d'assez nombreux cardiaques ; mais j'en ai trouvé trois seulement avec une lésion récente des orifices et onze avec des lésions remontant à plus d'un an, ce qui s'explique par ce fait que le traitement de Royat convient mieux au rhumatisme chronique et à ses manifestations lentes qu'à la forme brusque du rhumatisme articulaire aigu qui a toutes les allures d'une infection microbienne.

Mes trois malades à lésion récente étaient deux jeunes gens de 21 et 26 ans et une jeune fille de 14 ans qui présentaient :

Des lésions mitrales très caractérisées par un souffle du premier temps à la pointe dans les deux premiers cas ;

Et une lésion double d'insuffisance avec rétrécissement, dans le troisième cas.

Ces trois malades avaient eu, au printemps qui avait précédé leur arrivée à Royat, des attaques de rhumatisme articulaire aigu pour la première fois.

Je ne trouvai rien de spécial ; pas de chorée, pas d'affection nerveuse dans les antécédents qui m'interdise d'agir énergiquement bien qu'avec prudence.

J'avais présente à l'esprit l'observation si intéressante, communiquée par M. de Ranse au congrès d'hydrologie de Biarritz en 1886, ayant trait à une malade qui venait à peine de finir une atteinte de rhumatisme articulaire aigu, au cours de laquelle elle avait eu de l'endocardite avec lésions valvulaires, quand elle lui fut adressée à Néris. M. de Ranse n'avait pas cru devoir s'abstenir de tout traitement devant cette lésion et il avait constaté une disparition très rapide des bruits de souffle en même temps qu'il soignait sa malade pour son état général rhumatismal.

Il est probable qu'en agissant ainsi il a empêché la lésion de s'installer définitivement et de s'accentuer.

J'ai conseillé et fait suivre le même traitement dans les trois cas, et voici en quoi il a consisté :

Après avoir gardé mes malades en observation et au repos pendant les trois premiers jours de leur séjour, de façon à être assuré que l'intensité des bruits que j'entendais au premier examen n'était pas accrue par la fatigue du voyage (et chez un malade je dois dire que j'ai trouvé une grande diminution dans l'intensité du souffle mitral), j'ai conseillé le bain court de 20 minutes, élevé

(1) De Ranse.

de 33° à 35°, pris deux jours de suite avec un arrêt le troisième jour, de façon à modérer l'excitation.

Au bout de 15 jours, c'est-à-dire après 10 bains, j'ai fait alterner 10 jours de suite le bain avec une douche tiède à 38° d'abord, puis élevée à 40° et ne dépassant jamais 4 à 5 minutes.

Cette prudence m'a réussi, car par le simple traitement externe les souffles s'atténuèrent considérablement dans les trois cas; il est vrai que j'avais à soigner des malades jeunes, dont le myocarde était intact, dont la systole donnait à l'oreille la même égalité de contraction et le même intervalle rythmique; en outre, je n'avais affaire à des individus ni très nerveux ni très impressionnables.

Cependant, il ne faut pas trop s'effrayer quand on rencontre une grosse lésion; et alors même qu'on ne peut avoir la prétention de la guérir, ni même de la modifier, si le malade est jeune, si sa lésion n'est pas en période d'accroissement, si elle est calme et que, d'aure part, le malade ait un eczéma, une arthrite, une névralgie, etc... qui nécessite un traitement, la lésion n'empêche pas le malade d'être soigné, comme un autre, par un traitement thermal.

J'ai dit : si le malade est jeune, c'est-à-dire s'il a des *vaisseaux jeunes* : toute la question est là.

Chez les onze rhumatisants chroniques, que j'ai eu à soigner, j'ai trouvé des lésions relativement anciennes, remontant de un an à seize ans, et je les ai baignés et douchés avec d'autant plus d'hésitation et de prudence que leurs lésions étaient plus âgées.

Lésions aortiques. — Je me suis abstenu de tout traitement chez deux malades, l'un de quarante ans et l'autre de soixante ans, qui tous deux présentaient en même temps qu'une hyperthrophie considérable, des souffles énormes d'insuffisance aortique. Malgré une compensation parfaite, je n'interviens jamais dans l'insuffisance aortique au delà de quarante ans.

Sur les neuf rhumatisants chroniques dont il me reste à parler, deux avaient eu dans leur jeunesse une ou plusieurs attaques de rhumatisme articulaire aigu et sept n'en avaient jamais eu. Chez aucun d'eux je n'ai constaté d'amélioration marquée, au point de vue cardiaque, et cela s'explique parce que les lésions d'orifice avaient acquis leur développement définitif et des degrés d'hypertrophie compensatrice proportionnés, sur lesquels nul ne peut avoir la prétention d'agir sans danger, puisque l'hypertrophie est la sauvegarde des cardiaques, quand elle n'acquiert pas un développement exagéré.

Je dois citer, à l'appui de ce que je viens de dire, l'observation d'un homme de 55 ans, venu de la Gironde à Royat en 1888 envoyé par un de nos médecins des hôpitaux les plus remarquables, M. Brissaud. Le malade extrêmement vigoureux pendant sa jeunesse présentait une hypertrophie cardiaque énorme portant sur toutes les cavités un véritable « cor bovinum ».

Il venait soigner une dyspepsie ancienne. Légèrement albuminurique et très emphysémateux en même temps, il était délicat à conduire.

Malgré mon opposition, le malade ne se contenta pas de soigner son estomac et ses reins par l'eau en boisson, il voulut prendre des bains. Au douzième tout allait très bien l'emphysème était très atténué par les séances d'inhalation; le malade fit une promenade en voiture découverte, prit un refroidissement; une bronchite légère se déclara et, trois jours après son début des efforts de toux assez violents provoquèrent une paralysie de la langue du côté droit et une paralysie faciale du même côté ; il s'était produit une petite hémorrhagie cérébrale très localisée, dans le voisinage des noyaux d'origine des nerfs lésés, à la base du cerveau, le malade étant athéromateux.

Heureusement la réparation se fit assez vite et le malade put rentrer chez lui.

Ce fait indique combien il est dangereux de provoquer trop d'activité de la circulation chez les athéromateux, car je ne crois pas que dans le cas présent de simples efforts de toux aient suffi pour faire rompre une artériole.

MYOCARDITE INFECTIEUSE

J'ai au contraire un exemple très frappant de l'action salutaire d'un traitement minéral dans la myocardite consécutive à la fièvre typhoïde chez les individus jeunes et à lésion récente.

Mon malade est un jeune homme de 22 ans qui me fut envoyé convalescent d'une fièvre thyphoïde grave. Il présentait un amaigrissement général considérable; son cœur en même temps qu'il était arythmique, avait des tendances à la syncope : la systole tantôt violente tantôt à peine frappée, presque toujours irrégulière dans son rythme comme dans son intensité, permettait d'affirmer que l'infection typhique avait altéré profondément le myocarde, si elle n'avait pas porté sur les valvules.

En raison de la jeunesse du malade, je n'hésitai pas à conseiller un traitement très doux ; je commençai par des douches tièdes, à 37 degrés, pendant les huit premiers jours ; puis, à mesure que les forces revenaient par le séjour peu à peu augmenté au grand air, le plexus solaire fonctionnant mieux, j'arrivai au bain de César. Le malade put prendre 15 bains et, quand il partit, son cœur était absolument transformé. J'ai suivi pas à pas, tous les deux jours, les progrès que j'avais le plaisir de constater et, avec une systole plus égale, mieux frappée, presque plus de syncopes, j'assistai à la réparation rapide du myocarde. J'ai la conviction que le repos, la cure d'air, et l'exercice modéré, augmenté prudemment, n'eussent pas stimulé suffisamment le pneumogastrique pour donner un résultat aussi rapide et surtout aussi complet.

CARDIAQUES D'ORIGINE RÉNALE

Dans la néphrite interstitielle avec hypertrophie du ventricule gauche, alors que la systole est plus nettement frappée qu'à l'état normal, je m'abstiens de toute intervention active, je donne des bains minéraux coupés de moitié eau simple pour éviter l'excitation cardiaque, dans la crainte de développer l'hypertrophie par le bain minéral pur. — Cependant chez une jeune femme, albuminurique à la suite des couches, qui présentait un peu d'hypertrophie totale et un bruit de souffle anémique de la base, je me suis très bien trouvé du bain frais de César, et aussi de la douche froide, comme le conseille M. le professeur Jaccoud chez les albuminuriques à cœur gros de date récente. Cette malade a vu disparaître presque complètement les 40 centigrammes d'albumine par litre que contenaient ses urines, et j'ai attribué ce fait beaucoup plus au traitement externe qu'au lavage du rein par l'eau que je faisais boire.

CONCLUSIONS

La stimulation cardiaque par les bains et par les douches chaudes me paraît donc être permise dans les conditions suivantes que je propose comme conclusions :

1° Si le malade est jeune, peu nerveux, que les troubles fonctionnels ou les lésions (même en voie d'évolution) soient d'intensité moyenne et de date récente, on a tout avantage à intervenir, chez les anémiques, les rhumatisants, les dyspeptiques, les goutteux, les albuminuriques, avec l'espoir de guérir le cœur ou tout au moins d'exercer une action modificative heureuse sur cet organe.

2° Quand une affection cardiaque a terminé son évolution, si elle a déterminé par son ancienneté une hypertrophie compensatrice, aucune intervention thermale n'agira sur elle ; toutefois, si elle est calme, on peut prudemment soigner par les traitements thermaux des cardiaques pour d'autres affections, les dyspepsies par exemple. On aura soin de respecter les lésions aortiques bien différentes des lésions mitrales et bien plus dangereuses à soigner. — L'intégrité du myocarde et du système artériel, doit être recherchée avec soin à partir de 40 ans chez tous les malades et en particulier chez les cardiaques ; le degré d'athérome servira de guide dans la mesure des interventions.

3e Enfin il est indispensable d'avoir présent à l'esprit que la syncope, l'angine de poitrine, les ruptures vasculaires, cérébrales ou autres peuvent être la conséquence d'un traitement externe intempestif qui sera toujours contre-indiqué dans les périodes de stases et à l'approche des premiers symptômes d'asystolie.

Dr LAUSSEDAT.

IMPRIMERIE CHAIX, RUE BERGÈRE, 20, PARIS. — 7860-4-93. — (Encre Lorilleux).

IMPRIMERIE CHAIX, RUE BERGÈRE, 20, PARIS. — 7862-4-93 — (Encre Lorilleux).

www.ingramcontent.com/pod-product-compliance
Ingram Content Group UK Ltd.
Pitfield, Milton Keynes, MK11 3LW, UK
UKHW020541180726
13839UKWH00006B/2658

9 782329 367125